AF321263

DU TRAITEMENT DE L'ENTORSE PAR LE MASSAGE.

DÉPÔT LÉGAL
Pas de Calais
N° 118
1862

DU TRAITEMENT

DE

L'ENTORSE

PAR LE MASSAGE

PAR

le Docteur Félix RIZET,

Médecin-Major du 2e Régiment du Génie.

DOCTEUR EN MÉDECINE DE LA FACULTÉ DE PARIS,
DOCTEUR EN CHIRURGIE DE LA FACULTÉ DE PARIS,

Ex-Membre titulaire de la Société de Médecine de
Nancy. — Membre correspondant de la
Société des Sciences médicales de
la Moselle, de la Société de Médecine & de Chirurgie pratiques
de Montpellier, de la Société
de Médecine de St-Etienne
et de la Loire, de la
Société Philoma-
tique de Verdun.

ARRAS,

TYP. DE A. COURTIN, RUE DU 29 JUILLET.

1862.

DU TRAITEMENT DE L'ENTORSE PAR LE MASSAGE.

En médecine, comme dans toutes les sciences, une pratique dont se sert le vulgaire, quelle que soit sa valeur réelle , est souvent repoussée comme indigne , sans être soumise à un examen sérieux; tandis que, elle eut réussie, si elle eût eu l'autorité d'un nom. Il ne faut pas, comme le dit le professeur Nélaton : « Rejeter systématiquement un moyen utile, seulement parce qu'il aura été découvert et employé par des hommes étrangers à l'art de guérir. »

Par un excès contraire, on ne doit prôner un mode de traitement quel qu'il soit, qu'après que des faits irrécusables en ont prouvé l'efficacité.

Placé dans une position toute spéciale, pour observer et soigner fréquemment des entorses à tous les degrés, j'ai voulu expérimenter un traitement qui, dans les mains de quelques charlatans, a fourni des résultats incontestables attestés par des hommes dont le savoir uni à la bonne foi, ne permet aucun doute.

Sans prétendre me faire le champion des ignorants qui ont mis le massage en usage, sans se rendre compte de son action ; je ne puis cependant me défendre d'une surprise bien légitime , en voyant ce traitement rejeté par tous ceux qui ont traité de l'entorse, le regardant comme indigne du moindre essai, ou n'ayant d'action que dans les cas de rhumatisme léger.

C'est pour protester contre cette idée, et faire connaître l'action puissante de ce moyen, que je me suis décidé à exposer le résultat des heureux effets que j'en ai retiré.

Si, comme méthode générale, le massage n'est pas en France une nouveauté, c'est surtout en Orient et en Afrique que cette méthode est appliquée sur une vaste échelle, et on pourrait dire que dans ces pays, pas une douleur n'échappe à son action.

De cet agent, les Grecs et les Romains avaient formé un art soumis à des règles et à un personnel tout spécial.

Le Nord, lui aussi a son massage en grand, et la kinésithérapie d'origine suédoise, n'est que l'application généralisée de cette méthode.

C'est à tort peut-être que la découverte du massage a été rapportée à Fabrice d'Aquapendente ; car le célèbre chirurgien de Padoue, d'après ce qu'il en dit dans ses écrits, semble n'en avoir jamais fait usage que dans certaines espèces de luxations.

De retour de l'expédition d'Egypte, Larrey avait cherché à en populariser l'emploi dans les engorgements chroniques des jointures ; mais, malgré l'autorité de sa parole et de sa vaste expérience, cette pratique tomba bientôt dans l'oubli, d'où ne purent la faire sortir ni Hey, ni A. Cooper, qui tous les deux ont préconisé les frictions dans l'entorse du genou.

Le mérite d'une application plus restreinte et à la fois plus méthodique revient à Ribes et à Bonnet, de Lyon, dont MM. Magne, de Paris, Brulet, de Dijon, et Lebatard dans une excellente monographie, se sont fait les défenseurs. Malgré les prompts succès de ce moyen, malgré l'expérience de son efficacité, il continuait à être repoussé du monde médical, comme indigne de figurer au nombre des agents thérapeuthiques, lorsque en 1857, un vétérinaire, M. Girard, en entretînt l'Académie des sciences, et l'année suivante présenta ses recherches à l'Académie de médecine.

En 1860, M. Bazin, dans une thèse soutenue devant la Faculté de médecine de Paris, vînt exposer les résultats de la pratique du docteur Quenoy, médecin-major de l'hôpital militaire de Versailles. Dans le numéro de février 1862, du *Recueil des Mémoires de Médecine et de Chirurgie militaires*, se trouvent consignées les observations de ce médecin, ainsi que celles du docteur Servier.

Nous savons qu'à Metz, M. le docteur Méry a entrepris avec succès de nombreuses expériences sur ce mode de traitement et qu'enfin l'Académie de Médecine s'est décidée à nommer une commission dont les membres, pris dans son sein, doivent faire un rapport qui, nous l'espérons, confirmera les idées que nous allons émettre. (*)

Frappé des paroles de Baudens à l'Académie des sciences : « que » sur 78 amputations de la jambe ou du pied pratiquées par des » médecins militaires, 60 avaient une entorse pour origine, » c'est avec empressement que nous avons saisi les occasions d'expérimenter un moyen qui, loin de tromper notre attente, nous a donné des succès inespérés. Ils ont fortement ébranlé la croyance que nous avions dans la thérapeutique, préconisée par nos prédécesseurs et nos maîtres, en nous forçant à reconnaître que l'application des bandages inamovibles dans l'entorse aiguë, a été la cause la plus puissante des déplorables effets exposés par l'ancien chirurgien en chef du Val-de-Grâce.

Du résumé succinct des observations qui vont suivre, on peut tout d'abord tirer ces conclusions : 1° Que la guérison par le massage est d'autant plus prompte et plus assurée que le remède suit, pour ainsi dire, l'arrivée du mal. 2° Que la guérison s'opère et dans l'entorse simple et dans l'entorse compliquée, sauf le cas de fracture des extrémités articulaires.

(*) Cette commission se compose de MM. Nélaton, Malgaigne et H. Bouley.

1° Articulation métacarpo-phalangienne.

I. M. X..., âgé de 36 ans, vînt nous trouver le 2 mai, en nous priant d'examiner sa main droite sur laquelle il venait de tomber. Tuméfaction de toute l'éminence thénar de l'articulation métacarpo - phalangienne (pouce droit), tension très-douloureuse du dos de la main, impossibilité absolue de mouvoir le pouce. Massage d'une demi-heure, eau blanche autour des parties lésées. Le 3 mai, deux séances de massage, et le soir même, ce blessé écrit sans gêne et sans douleur. Depuis lors, M. X... n'a absolument rien ressenti de son accident.

II. L..., âgé de 12 ans, enfant de troupe au 2e du génie, tombe le 20 mai d'un endroit élevé du rempart, en cherchant dans sa chute à se préserver avec la main droite, dont le pouce supporte tout le choc. Le 21, cet enfant se présente à la visite du matin avec le dos de la main tuméfié, l'éminence thénar douloureuse et rouge ; L... pousse des cris quand on veut mouvoir l'articulation métacarpo-phalangienne, qui est distendue par une notable quantité de liquide épanché dans la capsule synoviale. Trois séances de massage ont lieu dans la journée ; après dix minutes de la première, L... se laisse malaxer la jointure en tous sens, et le lendemain ce jeune blessé avait repris ses jeux, comme s'il n'eut rien éprouvé.

III. Saby, sapeur à la 9e compagnie, âgé de 25 ans, tombe le 9 juin sur le pavé d'Arras, et en cherchant dans la chute à reprendre son équilibre, fait supporter tout le fardeau de sa personne à l'articulation métacarpo-phalangienne du pouce de la main droite. Ce militaire se montre le 10 à notre visite avec un gonflement très considérable des parties molles qui avoisinent l'articulation du carpe avec le premier métacarpien, rougeur de ces parties et douleur très vive que provoque le plus léger mouvement. Trois massages d'un-quart d'heure sont pratiqués dans la journée ; le premier n'est supporté par cet homme courageux et patient qu'avec force cris et plaintes de toute sorte. Dès le 11, il survient une grande amélioration ; la rougeur a disparu, les mouvements sont plus libres, il ne reste qu'un léger gonflement qui dure trois jours. Le 12 juin, ce militaire reprend son service et retourne aux rudes travaux qu'exécute en été le corps du génie.

2° Articulation phalango-phalangette.

I. Damné, mineur au 2e du génie, le 12 juillet, en s'exerçant au gymnase sur le trapèze, tombe sur la main gauche, dont le pouce reçoit tout le choc. Douleur violente de l'articulation phalango-phalangette, tuméfaction, rou-

geur et chaleur de cette articulation ; impossibilité de la mouvoir sans arra-
cher des cris au blessé. Une heure s'était à peine écoulée depuis l'accident,
que ce soldat se présentait à nous, ne pouvant plus supporter le moindre
attouchement. Ce n'est qu'après de nombreuses instances que nous pûmes
procéder au massage, dont les premières frictions furent très pénibles. Au
bout de dix minutes, Damné supporta l'application des pouces sur la partie ;
à vingt minutes de là, la rougeur étant de beaucoup diminuée, la douleur
presque dissipée et le gonflement atténué, il nous fut loisible de pratiquer
des frictions à l'aide de la paume de la main, et d'appuyer avec assez de force
sur les tissus meurtris. Cette séance dura une heure, et ne fut suivie que
d'une seconde opération, car le lendemain nous laissâmes reposer ce militaire, qui reprit son service le 14 au matin, bien guéri, et tout surpris d'en
être quitte, disait-il, « à si bon marché. »

3° Articulation tibio-tarsienne.

I. N..., sergent au 2e du génie, tombe le 1er janvier dans un escalier de la
caserne : le pied gauche dans la chute se trouve renversé en dehors, et le
poids du corps porte en entier sur le bord interne de cet organe. Douleur
des plus vives, gonflement très considérable qui cache les deux malléoles,
ecchymoses sur la face dorsale et latérale interne du pied, impossibilité
absolue de poser le membre sur le sol, deux ou trois syncopes successives.
Le soir de l'accident, nous pratiquons une séance de massage pendant une
demi-heure, ce qui soulage le malade et lui permet de poser le pied à terre ;
le gonflement, sensiblement diminué, laisse alors distinguer les malléoles
confondues jusque-là dans l'empâtement général. Si nous l'eussions voulu,
ce sous-officier eut immédiatement quitté l'infirmerie où on l'avait trans-
porté après sa chute ; mais ses prières furent vaines. Le 2 janvier, deux
séances de massage d'un quart d'heure chacune ; nous continuons les applications d'eau froide qui avaient été commencées au début de l'accident,
avant que nous eussions vu le blessé. La nuit du 2 au 3 a été calme ; ce
jour-là, nouveau massage, mouvements imprimés à l'articulation tibio-
tarsienne qui ne donnent aucune souffrance ; il ne reste plus, pendant les
jours suivants, qu'un léger gonflement, et nous laissons N... sortir le 8 de
l'infirmerie. Depuis nous voyons fréquemment ce sous-officier, qui nous a
assuré qu'il ne souffrait plus de l'articulation entorsée, et qu'il avait perdu
dès-lors jusqu'au souvenir de son accident.

II. Cosneau, sapeur-conducteur, âgé de 21 ans, tombe dans la matinée du
18 juin sur les escaliers du grand quartier, et dans cette chute le pied droit
tordu en dehors, supporte toute la masse du corps. Appelé auprès de ce

malade une heure après son accident, nous trouvons l'articulation tibio-tarsienne douloureuse et les mouvements très difficiles ; la peau de la face dorsale du pied est rouge, les téguments œdématiés et chauds, l'épanchement est surtout considérable à l'attache supérieure du pédieux. Nous procédons immédiatement à la réduction qui dure une demi-heure et qui pendant le premier quart-d'heure, cause une grande souffrance à ce blessé.

Une seconde et une troisième séance de message ont lieu dans la journée, et nous avons le soin d'augmenter graduellement la compression produite par la paume de la main appliquée à plat sur les tissus engorgés.

Le 19, le gonflement et la douleur ont disparu, la marche est assez libre. Le 20, ce militaire nous demande à quitter l'infirmerie, mais nous ne prononçons son exeat que le 21, jour où il reprend son service.

III. Moreau, sapeur de la 3e compagnie, âgé de 23 ans, le 27 juin, en cherchant au gymnase à franchir un large fossé à berge très raide, tombe sur l'escarpement, ne pouvant arriver jusqu'au sommet, et se fait une double entorse de l'articulation tibio-tarsienne des deux pieds. Douleur très prononcée en regard de l'articulation lésée du pied gauche, du côté droit, Moreau accuse cette douleur le long de la face externe du pied. Gonflement très prononcé de la face dorsale du pied gauche et de la face latérale externe du pied droit ; l'espace intermalléolaire des deux pieds est comblé, impossibilité absolue de se tenir debout. Séance de massage de près d'une heure à l'entrée du blessé à l'infirmerie supportée sans trop de douleur ; compresses trempées dans l'eau blanche sur les deux pieds. Nuit calme, diminution de la gêne des mouvements. Le 28, trois séances de massage, mouvements imprimés à l'articulation sans toutefois les exagérer ; par des pressions longtemps soutenues, les liquides épanchés sont refoulés, des extrémités inférieures vers les parties supérieures et dans les espèces de gouttières que limite le tendon d'Achille et la partie inférieure des os de la jambe. Le malade commence à se tenir sur les pieds et voudrait déjà marcher tant il sent de soulagement ; suspension de l'eau blanche, continuation du massage seul. Le 29, le pied droit se dégage, le gauche n'offre plus qu'un point douloureux, prolongation du traitement. Le 30, plus de gonflement, mais la douleur a reparu dans les mouvements que nous imprimons aux articulations, la rougeur est dissipée ; le soir, les pieds ne présentent qu'un peu de gonflement, et le malade se sent bien. Le massage est continué jusqu'au 8 juillet et nous le suspendons à cette date ; mais nous gardons encore ce malade jusqu'au 13, en raison de la faiblesse qu'il éprouve dans la marche.

IV. Le même jour, et dans le même endroit du gymnase, le mineur Tous, de la même compagnie, se donnait une entorse du pied droit, dans des circonstances identiques. Douleur très vive en regard du ligament annulaire; gonflement couvrant la face dorsale du pied, rougeur assez forte, creux sous-malléolaire presque comblé, impossibilité de poser le pied sur le sol. Une demi-heure s'était à peine écoulée depuis l'accident, que nous étions en mesure de pratiquer une séance de massage d'une demi-heure qui permit au blessé d'appuyer le pied sur le plancher de l'infirmerie sans trop de douleur. Dans la soirée, nous renouvelons l'opération, et le malade s'endort paisiblement, le pied enveloppé de compresses trempées dans l'eau froide. Le 28 ont lieu deux séances de massage de dix minutes; le gonflement et la rougeur diminuent sensiblement, il n'y a de douleur que dans la partie très limitée qui correspond au milieu du ligament annulaire. Les 29 et 30, nouvelles applications de massage supportées sans douleur; mouvements imprimés à l'article. Ce soldat sort le 5 de l'infirmerie avec une marche très assurée, et ne conservant aucune gêne dans l'articulation lésée.

V. Picardat, sergent au 2e du génie, âgé de 22 ans, en franchissant un fossé, tombe le 19 juillet sur la pointe du pied droit qui est violemment ramenée vers le membre inférieur. Douleur assez vive sous la malléole externe droite, tuméfaction de toute l'étendue de la face externe du pied, surtout accusée dans le creux que ne comble qu'imparfaitement le pédieux à son insertion supérieure; gêne très prononcée dans la marche, cinq séances de massage sont pratiquées du 19 au 23 juillet, jour où ce sous-officier quitte l'infirmerie radicalement guéri. Pour la première fois, chez ce blessé nous avons enduit nos mains d'un corps gras, afin de rendre les frictions plus faciles et le contact des doigts moins douloureux; depuis, nous n'avons eu qu'à nous applaudir d'avoir suivi cette pratique.

VI. Cortot, caporal à la 10e compagnie de mineurs, âgé de 25 ans, le 21 juillet en s'exerçant au gymnase, tombe d'une hauteur de 3 mètres; dans la chute la face externe du pied gauche violemment tournée en dehors, porte sur une poutrelle qui se trouvait sur le sol. Aussitôt l'accident, ce militaire accuse une douleur très vive sous la malléole externe, bientôt se montre une tuméfaction considérable de la face dorsale et externe du pied. Sous la malléole interne se fait également sentir une gêne assez marquée, au loin s'étend rapidement un vaste épanchement qui comble la gouttière que limite l'insertion inférieure du tendon d'Achille, chaleur considérable de toute la partie et rougeur très prononcée. Le jour même de l'accident, nous faisons deux massages d'un quart-d'heure de durée chacun, et nous sommes obligés de pratiquer les jours suivants jusqu'à 4 séances par jour. La douleur ne commença à diminuer dans les parties qu'après la dixième séance; et ce n'est qu'au sixième jour de l'accident que disparaît le gonflement qui est remplacé par une teinte ecchymotique fortement prononcée. Le 31, après une station prolongée et une marche assez longue, il n'y a plus de douleur ni la moindre trace de tuméfaction ; aussi renvoyons-nous cet homme le 2 août, jour où il rentre à sa compagnie. Pour arriver dans ce cas à un résultat heureux, nous avons dû, chez ce blessé, recourir à 40 séances de massage et les prolonger jusqu'à vingt minutes chacune. Avec le traitement ancien, pour obtenir pareil succès, on eût, certes perdu plus de trente jours.

4° Articulation fémoro-tibiale.

I. Trolet, mineur à la 2e compagnie, âgé de 24 ans, en descendant les escaliers de la caserne, tombe le 29 juin, le genou droit sur les marches, la jambe fortement pliée sur la cuisse, alors que le contre-coup avait épuisé toute son action sur l'articulation fémoro-tibiale. Impossibilité absolue de continuer à marcher, douleur très vivement ressentie dans l'articulation ; après une demi-heure, un épanchement assez abondant s'était déjà produit dans cette cavité que recouvrait une teinte d'un rouge vif, et cette douleur était si aiguë qu'elle arrachait des cris au malade dans le court trajet qu'il dût parcourir pour se rendre à l'infirmerie. Les mouvements de flexion presque impossibles laissaient entendre un bruit de craquement qui augmentait dans l'extension. Y avait-il entorse avec ou sans déplacement des cartilages et était-ce le lieu d'appliquer les fortes tractions conseillées en pareil cas par Hey et A. Cooper ? Nous n'eûmes recours qu'au massage et nous eûmes tout lieu de nous en féliciter, car en trois jours toute trace de rougeur et de tuméfaction avait disparu ; ce ne fut que le cinquième jour après l'accident que cessa la douleur. La possibilité de marcher facilement et d'exécuter tous les mouvements de flexion et d'extension, nous engagea à signer la sortie de cet homme le septième jour après sa chute, il y avait eu 10 séances de massage de trois quarts-d'heure chacune, la première avait duré plus d'une heure.

5° Articulation radio-carpienne.

I. Collanges, âgé de 23 ans, sapeur, était occupé dans la matinée du 21 juillet à des travaux de mine, lorsque par une explosion subite, il se trouve violemment projeté sur le poignet gauche. Quelque temps après l'accident, l'articulation radio-carpienne devint douloureuse, un épanchement assez considérable s'étala sur tout le dos de la main dont la peau bientôt fut rouge et tendue. Vient-on à imprimer quelques mouvements à l'articulation qu'on perçoit distinctement un bruit de craquement qui paraît se passer dans la gaîne des fléchisseurs. Douleur fixe accusée sous l'apophyse styloïde du radius. Premier massage une demi-heure après l'accident, renouvelé le soir même, et mieux supporté que le précédent qui avait été très pénible. Les 22 et 23 juillet, la même opération se continue pendant vingt minutes ; les mouvements de flexion et d'extension deviennent plus libres et dès le 25, ce sapeur reprenait son service, ne conservant de son accident que quelques craquements en regard de l'attache du grand palmaire à l'aponévrose.

ENTORSES CHRONIQUES.

Si le massage donne de bons et prompts résultats dans les entorses récentes, il procure bien souvent d'heureuses guérisons dans les entorses anciennes, comme le prouvent les observations que nous allons rapporter :

1° Articulation radio-carpienne.

I. X..., sergent au 2ᵉ du génie, se présente le 2 juin à la visite de santé avec un gonflement assez prononcé de l'articulation radio-carpienne du bras droit, de la gêne et de la douleur dans les mouvements qu'on cherche à imprimer à la jointure. Dans l'articulation se reconnaît du liquide épanché en assez grande quantité, ce qu'on constate facilement en faisant exécuter à l'article un mouvement de flexion. Ce sous-officier nous rapporte que, se trouvant en congé dans sa famille, il s'est foulé le poignet, et que le médecin de son village l'a soigné par l'eau blanche et une compression méthodique. Nonobstant la recommandation de ce praticien de s'abstenir pendant quelque temps de tout mouvement, X... a commencé au bout de deux jours à se livrer à la culture des champs et pendant trois mois, malgré la gêne et le gonflement qui se montraient chaque soir, il n'a cessé de travailler. Le 2 juin au matin, nous le soumettons à une première séance de massage d'une demi-heure, opération qui se renouvelle pendant trois jours, en agissant sur les parties avec les doigts d'abord et avec la face palmaire des mains, qui cherchent à refouler les tissus et les liquides, en comprimant de haut en bas.

Après chaque épreuve, on peut constater un changement notable, et à la troisième séance une amélioration telle, que ce sous-officier reprend son service, en nous assurant que cette articulation est aussi libre que celle qui n'a pas été malade. Nous rencontrons souvent ce militaire, qui nous a déclaré que le soir après l'exercice et le maniement des armes, il ne ressent ni gêne ni gonflement. Pour ce cas, avant d'opérer, nous avions fait tremper le bras pendant plusieurs heures dans un vase d'eau froide, nous conformant aux préceptes donnés par les auteurs du *compendium de chirurgie*, qui vantent l'eau courante comme aidant beaucoup au dégorgement des parties et leur rendent l'élasticité et la souplesse qu'elles peuvent avoir perdues. Ce mode d'action, la macération des tissus, est emprunté à l'hydrothérapie avec laquelle le massage a plus d'un point de contact; et ces deux agents puissants de thérapeutique, se complètent pour ainsi dire l'un par l'autre.

II. Hugot, sapeur au 2ᵉ du génie, tombe le 29 mars sur la paume de la main gauche en cherchant à se retenir dans une chute qu'il fit sur le pavé. Le lendemain cet homme se présente à la visite de santé, notre aide-major constate une entorse du poignet et prescrit des fomentations résolutives. Une dizaine de jours se passent à suivre ce traitement, sans que la douleur, la gêne et le gonflement des premiers moments aient diminué. Nous lui appliquâmes alors un bandage inamovible solidifié avec la gomme, ce qui n'améliora ni la gêne ni la douleur, et n'empêcha en rien le gonflement de reparaître chaque soir. Cette douleur se montrait tout le long du ligament annulaire et les mouvements d'extension la rendaient très-vive. Nous fîmes sans succès usage des liniments excitants, de l'acide sulfurique en application directe et des trainées de feu. Le 15 mai, deux mois environ après l'accident, nous ordonnons au malade de plonger pendant plusieurs heures l'avant-bras et la main dans l'eau froide, et nous procédons le soir même à un premier massage. Cette séance n'ayant amené aucun résultat, nous continuons trois jours de suite l'opération sans être plus heureux; ce n'est enfin qu'au quatrième jour, après trois quarts d'heure de massage, que le gonflement et la douleur commencent à se dissiper, et que les mouvements jusque-là très-pénibles s'éxécutent avec plus de facilité. Il fallut encore cinq séances pour amener une guérison parfaite, qui ne s'est pas démentie un seul moment. Avant chaque opération, le membre a chaque fois été soumis, comme au premier jour, à l'action puissante de l'eau froide.

2° Articulation astragalo-scaphoïdienne.

I. Stallon, âgé de 35 ans, fusilier au 60ᵉ régiment de ligne, entre le 23 mars 1862, comme passager, dans les salles militaires de l'hôpital d'Arras, se plaignant d'une gêne et d'une douleur très vive au pied droit, qu'il aurait ressenties après un faux pas, dans les premiers jours du mois de février. Gonflement très prononcé de la partie interne du dos du pied droit, étendu depuis la face antérieure de l'astragale jusqu'à la rangée articulaire des trois cunéiformes; douleur vive de la partie postérieure du bord interne du pied; grande difficulté de la marche, augmentée surtout le soir. Notre collègue et ami, le docteur Petitgand, diagnostique une entorse ancienne de l'articulation astragalo-scaphoïdienne, et pratique un massage de trois quarts d'heure de durée. La même opération se répète encore deux jours avec une période de temps égale, et le soir du troisième jour, cet homme, qui depuis long-temps ne se tenait qu'avec peine sur le pied, pouvait se promener sans gêne et sans voir reparaître le gonflement habituel. Dans l'intervalle des opérations, le pied avait été maintenu par un bandage compressif.

A propos de cette dernière observation, nous pouvons dire que : autant la compression méthodique donne de bons résultats après le massage dans l'entorse chronique, autant elle devient inutile et même nuisible, quand cette lésion est de date récente. En voyant la réussite de ce remède tout empirique, on est porté à rechercher comment il agit, et sur quels éléments d'anatomie pathologique porte spécialement son action. Si cette anatomie pathologique de l'entorse encore incomplète, appelle pour ainsi dire une création nouvelle, ce moyen peut, ce nous semble, expliquer la disparition de quelques-uns des phénomènes que nous connaissons.

Et d'abord il agit sur l'élément douleur qui diminue presque toujours au début de l'application des mains sur la partie; « ordinairement du premier au deuxième jour, rarement ce symptôme se prolonge au-delà de quatre à cinq jours (*). »

« En fort peu de temps, il calme la douleur mieux que l'eau froide (**). »

« Dans tous les cas où je m'en suis servi (du massage) la douleur n'a duré que trois ou quatre jours (***). »

C'est surtout au début du massage qu'il faut être convaincu de l'a-

(*) Quesnoy, *Recueil des Mémoires de Médecine et de Chirurgie militaires*.
(**) Servier, même volume.
(***) Lebatard.

mélioration qu'il doit apporter, car sans cette croyance, on serait tout d'abord arrêté par la douleur que provoque l'application régulière et très ménagée des doigts ou de la paume de la main. Ceux qui , comme MM. Girard, Quénoy, Lebatard, ont les premiers encouragé ce traitement , auraient dû signaler le léger accident du début , qui peut effrayer ceux qui commencent à s'en servir , et peut faire tout d'abord suspendre ou rejeter ce moyen. Cette douleur, que nous appellerons de friction , a varié dans nos observations de cinq minutes à une demi-heure. En moyenne à chaque séance elle dure dix minutes. Il ne faut pas confondre ce genre de douleur avec celle de la lésion elle-même , dont la moyenne est de 2 à 5 jours, et qui se manifeste quand on imprime des mouvements à l'articulation. Cette douleur si vive dans quelques cas , et signe presque pathognomonique de l'entorse est dûe, selon nous, à deux causes très distinctes, sur lesquelles agit également le massage : 1° Si, comme le voulait Bichat , on ne peut plus la rapporter au mode de sensibilité propre des ligaments , au moins on ne peut nier qu'elle ne soit due maintes fois, aux épanchements fibreux qui compriment les filets nerveux qui s'étalent sous la peau et sur les aponévroses. Une cause aussi probable est l'épanchement synovial qui se produit quelque temps après l'accident , et qui joue à l'intérieur de l'article le même rôle que remplissent à l'extérieur les épanchements de sang.

2° A la torsion et au pincement de ces mêmes filets engagés dans les aponévroses dilacérées et tiraillées , dont le moindre mouvement augmente la traction qui se produit sur ces éléments de la sensibilité. Nous insistons d'autant plus sur cette explication de la douleur, qu'elle a été à peine indiquée par les auteurs qui ont écrit sur le traitement de l'entorse, que c'est très probablement à la cessation de ces tiraillements, qu'il faut rapporter ce soulagement si subit , cette sensation de bien-être qu'éprouvent les blessés après une première séance de massage.

Enfin si, comme le professait Bonnet, les parties molles s'interposent parfois entre les articulations, il est évident que les manœuvres de massage, en les dégageant, feront cesser bientôt l'élément douleur.

Ce premier effet du massage, la réduction des parties plus ou moins herniées, s'applique aussi aux tendons déplacés et sortis de leur gouttière, ainsi que aux hernies des synoviales qui peuvent se frayer un passage par la déchirure des aponévroses. Ce genre de lésion s'observe plus souvent qu'on ne pourrait le supposer à l'articulation tibio tarsienne, où, après une entorse, il paraît quelquefois sur le dos du pied, une petite tumeur, arrondie, fluctuante, plus ou moins réductible selon son ancienneté, et qui a été dans plusieurs cas, une source d'erreurs, de diagnostic. Aussi conséquent avec cette idée, le professeur Bonnet proclamait-il, que c'est surtout dans les articulations recouvertes par des masses charnues, que le massage réussit, ainsi que les frictions prolongées (*).

Le massage agit encore très efficacement sur le gonflement, source si ce n'est unique de la douleur, au moins une des causes déterminantes ; par lui cette altération disparaît souvent avec plus de rapidité que la douleur. C'est un fait saisissable, chaque fois que la main appliquée à plat, refoule les tissus, et ramène les liquides des extrémités vers le cœur, on peut presque avec l'œil, saisir la diminution de la tuméfaction. Et en faisant rentrer dans la circulation la masse des liquides épanchés, le massage a pour heureux effets, de prévenir les indurations si tenaces des tissus fibreux.

Gonflement consécutif.

Par le traitement le plus rationnel et le mieux dirigé, il n'est pas rare, quelques jours après la cessation des moyens thérapeutiques, de voir survenir le soir principalement, du gonflement de l'œdème dans

(*) Bonnet, Leçons orales.

la partie atteinte, et un peu de douleur à la moindre fatigue. Rien de semblable n'a été constaté dans la suite du traitement de l'entorse par le massage, et à part un peu de faiblesse de l'articulation, après l'exeat de nos malades de l'infirmerie, aucun d'eux n'a accusé les accidents consécutifs que nous observions souvent dans notre service de l'hôpital de Nancy. Le massage supprime les divers degrés de ce traitement; et si dans quelques-unes de nos entorses récentes, nous avons encore eu recours à l'eau froide ou aux résolutifs en application sur le membre malade, c'est, il faut l'avouer, la force seule de l'habitude plus que le raisonnement, qui a dicté ce précepte, qu'avec ce mode de traitement nouveau, nous reconnaissons comme complètement inutile. Mais dans les entorses chroniques, nous nous sommes bien trouvés, entre les séances, de recourir à un bandage compressif et à l'immobilité. Cette manière différente d'agir, tient à l'effet contraire qu'on cherche à obtenir. Dans l'entorse récente, par le massage, on étale l'épanchement que doit reprendre bientôt une absorption active et puissante; dans l'entorse ancienne, on veut prévenir l'arrêt de cette circulation lymphatique entravée depuis longtemps.

Durée.

La durée moyenne de ce traitement a été de beaucoup inférieure à celle de Baudens, qui avec l'eau froide, la glace ou les mélanges réfrigérents, demande encore quinze jours pour arriver à son but, ainsi qu'à celle du professeur Burggræve, qui réclame dix jours pour réussir avec un bandage inamovible appliqué immédiatement après l'accident. La moyenne donnée par M. le docteur Quesnoy, a été de quatre jours et demi; le résultat présenté par M. le docteur Servier, est une moyenne de sept jours, dans des cas d'entorses très graves. La moyenne obtenue par M. le docteur Lebatard, ne s'élève qu'à trois jours et demi, et la nôtre à trois jours pour la somme totale des entorses traitées. Cette moyenne monte à quatre jours 2/3 pour les entorses tibio-tarsiennes et fémoro-tibiales réunies. Ce résultat est-il dû à des cas moins graves que nous avons eu à soigner, ou plutôt à un emploi plus méthodique et mieux étudié de ce moyen qui, nous n'en pouvons douter, est appelé à supplanter tous les autres. Quoiqu'il en soit, voici un traitement qui réalise un progrès incontestable pour le résultat définitif, pour la durée et pour le peu de dépenses qu'il occasionne. C'est aux médecins de l'armée et à ceux des hôpitaux à expérimenter ce moyen nouveau de thérapeutique, eux dont la clientèle se prête volontiers à quelques secondes de douleur, et qui tient surtout à être guérie sûrement et promptement.

Règles à suivre dans l'emploi du massage.

Avant tout, il faut amoindrir la douleur, si on ne peut l'éviter entièrement ; et pour arriver à ce résultat, procéder avec lenteur et une douceur extrême dans cette pratique encore jeune de faits. Cette précaution n'a pas été poussée par nous aussi loin que le recommande M. Girard, « de ne faire *qu'effleurer la peau.* »

On peut sans trop de hardiesse, commencer par l'application des pouces sur les parties tuméfiées, les appuyer graduellement sur tous les points engorgés ; après quoi, on applique la face palmaire des mains, en commençant les pressions des parties les plus déclives vers la racine du membre. C'est ce second temps de l'opération que M. Girard appelle le massage proprement dit. Tout en agissant avec les mains, on promène les doigts dans les gouttières de la région, après avoir pris le soin d'enduire ces organes d'un corps gras, ce qui rend leur contact moins sensible au malade et permet un frottement plus efficace et plus égal sur les parties contuses. Ce premier temps terminé, selon le genre d'entorse et l'articulation intéressée, on peut faire exécuter quelques mouvements qui rappellent le jeu de l'organe et permettent d'apprécier les résultats immédiats du massage. Il faut avoir la précaution de ne pas exagérer ces tractions et de s'arrêter à la limite de la douleur.

Il y a, comme l'enseigne **M. Lebatard**, une manière d'agir propre à chaque articulation ; ici c'est le pied qui doit être tenu élevé et tendu dans tel ou tel sens, avant de commencer l'opération ; là c'est le poignet qui doit être frotté en ramenant les liquides dans telle direction ; mais avec les généralités que nous avons posées, chaque praticien saura suppléer à ce qui manque aux préceptes, selon le sens de l'articulation, l'insertion des tendons et des muscles qui y convergent.

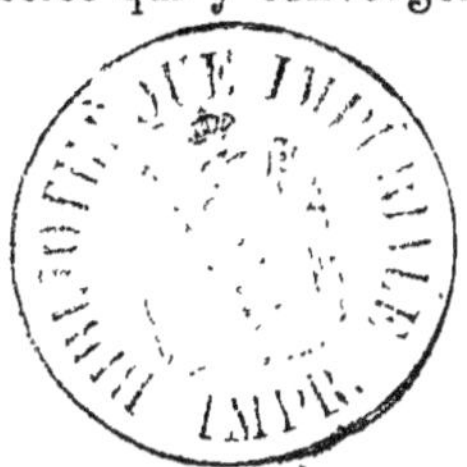

Arras.—Typ. de A. Courtin.

www.ingramcontent.com/pod-product-compliance
Lightning Source LLC
LaVergne TN
LVHW020418060726
842525LV00006B/2135